Philipp Wiemann

Sturzprävention bei Patienten und Patientinnen mit gerontopsychiatrischen Erkrankungen

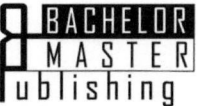

Wiemann, Philipp: Sturzprävention bei Patienten und Patientinnen mit gerontopsychiatrischen Erkrankungen, Hamburg, Bachelor + Master Publishing 2018
Originaltitel der Arbeit: Sturzprävention bei Patienten und Patientinnen mit gerontopsychiatrischen Erkrankungen

Buch-ISBN: 978-3-95993-059-8
PDF-eBook-ISBN: 978-3-95993-559-3
Druck/Herstellung: Bachelor + Master Publishing, Hamburg, 2018
Zugl. Diploma Hochschule, Berlin, Deutschland, Studienarbeit, Januar 2016

Bibliografische Information der Deutschen Nationalbibliothek:
Die Deutsche Nationalbibliothek verzeichnet diese Publikation in der Deutschen Nationalbibliografie; detaillierte bibliografische Daten sind im Internet über http://dnb.d-nb.de abrufbar.

© Bachelor + Master Publishing, Imprint der Diplomica Verlag GmbH
Hermannstal 119k, 22119 Hamburg
http://www.bachelor-master-publishing.de, Hamburg 2018
Printed in Germany

Inhaltsverzeichnis

1 Einleitung

In meiner Tätigkeit als Präventionsberater fiel mir vermehrt auf, dass Kollegen unterschiedlichster Stationen, Patient_innen[1] mit Sturzneigung eher mechanisch oder medikamentös fixieren, als fachgerecht zu mobilisieren. Hier stellt sich mir folgende Frage: Muss jeder Sturz mit allen Mitteln verhindert werden? Diese Frage lässt sich bereits im Vorfeld mit nein beantworten. Man kann nicht überall sein. Jedem Menschen steht das Recht zu sich, wenn noch möglich, frei bewegen zu dürfen. Kommt es in diesem Zusammenhang zu einem Sturzereignis, hätte dieses nicht verhindert werden können. Wann ist ein Sturz ein Sturz und ist eigentlich jeder Sturz ein Sturz? Dies sind Fragen, mit denen sich Angehörige aus sämtlichen Medizinalfachberufen täglich auseinandersetzen müssen. Vom Sturz und der Sturzprophylaxe sind vor allem Menschen betroffen, die auf Grund ihrer körperlichen Verfassung weniger Kraft und Balance aufweisen, als körperlich gesunde Menschen. Die vorliegende Hausarbeit beschäftigt sich mit präventiven Maßnahmen zur Sturzminimierung bei Patient_innen mit gerontopsychiatrischen Erkrankungen. Um präventiv handeln zu können, muss man zunächst die Risikofaktoren erkennen beziehungsweise verstehen lernen. Gesundheitspolitisch betrachtet können somit enorme Kosten eingespart werden. Mit ansteigendem Alter wird nicht nur das Sturzrisiko größer, sondern auch die Gefahr, dass ein Sturz Behandlungsbedürftigkeit nach sich zieht. Zwar haben die medizinischen Fortschritte im Behandlungsmanagement der durch Sturz verursachten hüftgelenknahen Knochenbrüche, zu denen auch die Beckenringfraktur zählt, „die Rate der Frühsterblichkeit dieser Patientengruppe innerhalb von 30 Jahren um 30 bis 40 % gesenkt Im Jahr 2013 gab es eine Mortalitätsrate von 5 bis 10 %. Dennoch sterben auch heute noch bis zu 40 % der Betroffenen innerhalb des ersten Jahres nach der Entlassung aus dem Krankenhaus."[2] Leider bezieht sich diese Studie nur auf geriatrische Patient_innen und nicht ausschließlich auf Personen mit gerontopsychiatrischen Erkrankungen. Die Sturzrate in Krankenhäusern, „üblicherweise ausgedrückt als Stürze pro 1.000 Belegtage, ist sehr variabel (1,3 bis 8,9/1.000 Belegtage in Beobachtungsstudien einzelner Akutkrankenhäuser). In Krankenhäusern, Krankenhausabteilungen und auf Stationen, in denen vorzugsweise ältere Patient_innen behandelt werden, liegen die Werte

---

[1] Diese Schreibweise wurde gewählt, um eine geschlechterbezogene Klassifizierung auszuschließen.
[2] http://www.aps-ev.de/fileadmin/fuerRedakteur/PDFs/Handlungsempfehlungen/
AePiK/27_06_2013___APS_AG_AEPiK_Erlaeuterungen_Fakten_Sturz_praevetnion_.pdf

deutlich höher, insbesondere in Bereichen mit gerontopsychiatrischen Schwerpunkt (bis >50/1.000 Belegtage)."[3] Die Dunkelziffer in solchen Fachabteilungen sollte deutlich höher sein, da nicht alle Stürze auch wirklich gesehen oder wahrgenommen werden. Viele Patient_innen sind zudem nicht in der Lage sich adäquat zu äußern, beziehungsweise Schmerzen anzugeben und zu lokalisieren. Demnach werden wichtige Untersuchungen gar nicht erst durchgeführt. Dies betrifft Stürze, bei denen Patient_innen möglicher Weise rücklinks auf den Hinterkopf fallen. Bei Betroffenen, die eine demenzassoziierte Diagnose in der Vorgeschichte aufweisen, fällt dies zunächst nicht auf, da sie mit großer Wahrscheinlichkeit im Erstkontakt vigilanzgemindert erscheinen. Trifft dieses zu, bleiben zum Beispiel subarachnoidale Blutungen unentdeckt und werden eventuell erst in Zufallsbefunden sichtbar. Was sind nun mögliche Interventionen, um Stürze vermeiden zu können beziehungsweise ihnen präventiv entgegen zu wirken? In erster Linie ist es wichtig sich mit den nachfolgenden Grundbegriffen gezielt auseinander zu setzen. Gerade im Bereich der Gerontopsychiatrie ist es von Vorteil spezielle gerontopsychiatrische Erkrankungen zu kennen und vor allem auch zu verstehen. Im Verlauf werden nicht nur Interventionsmöglichkeiten erläutert, sondern auch ein Exkurs zu speziell ausgewählten gerontopsychiatrischen Erkrankungen gegeben. Wichtig ist das der Mensch als Individuum gesehen wird. Nur so lassen sich Stürze minimieren oder im besten Fall verhindern.

2 Relevante Begriffserklärungen

Dieses Kapitel dient zur Erlangung grundlegender Kenntnisse, um sich gezielt mit den Themen Sturz und Prävention auseinanderzusetzen. Es wurden bewusst unterschiedliche Definitionsansätze gewählt, um zu verdeutlichen, dass diese Begriffe nicht zwangsläufig eindeutig definiert werden können.

2.1 Definition des Begriffes Prävention

Als Prävention bezeichnet man Maßnahmen „zur Abwendung von unerwünschten Ereignissen oder Zuständen, die mit einer gewissen Wahrscheinlichkeit eintreffen könnten, falls keine Maßnahmen ergriffen werden. Präventive Interventionen setzten voraus, dass Maßnahmen zur Verfügung stehen, die geeignet sind, den Eintritt dieser Ereignisse zu

---

[3] Mahoney JE.: Immobility and Falls. Clin Geriatr Med 1998; 14:699-726.

beeinflussen."[4] Der Begriff der Vorbeugung wird in diesem Zusammenhang als Synonym verwendet. In der Regel wird der Ausdruck Prävention in der Medizin verwendet, während in der Pflege, speziell für pflegerische Maßnahmen, das Wort Prophylaxe gängiger ist. Man unterscheidet im Allgemeinen zwischen primärer, sekundärer und tertiärer Prävention. Primäre Prävention bedeutet Faktoren auszuschalten, welche die Gesundheit schädigen können. Sekundäre Prävention meint, Erkrankungen durch Vorsorgeuntersuchungen so früh wie möglich zu diagnostizieren, um mit der Therapie der Krankheit in einem noch möglichst frühen Stadium beginnen zu können und so die Aussichten zu erhöhen, die Krankheit zu heilen. Tertiäre Prävention umfasst Maßnahmen, die bei einer bereits eingetretenen Krankheit eingeleitet werden, um zu verhindern, dass sich die Krankheit verschlimmert oder dass Folgeerkrankungen eintreten. Hierzu zählen viele Prophylaxen der Pflege. Die Sturzprävention beginnt in erster Linie im Bereich der primären Präventionsansätze und geht nach einem schweren Sturzereignis in den Bereich der tertiären Prävention über.

2.2 Definition des Begriffes Sturz

Im Rahmen des Expertenstandards "Sturzprophylaxe in der Pflege", welcher im Jahre 2005 veröffentlicht wurde, wird der Sturz in Anlehnung an die "Kellog International Work Group on the Prevention of Falls by the Elderly" definiert als „jedes Ereignis, in dessen Folge eine Person unbeabsichtigt auf dem Boden oder einer tieferen Ebene zu liegen kommt."[5] Die genannte Definition umfasst lediglich den ersten Teil der eigentlichen, umfassenderen Definition. In dieser heißt es weiter, „dass Stürze aufgrund eines Stoßes, aufgrund von Bewusstseinsverlust, aufgrund plötzlich eintretender Lähmungen, sowie aufgrund epileptischer Anfälle nicht als Stürze im Sinne des obenstehenden ersten Teils der Definition gelten."[6] Die Expertenarbeitsgruppe hat sich jedoch dazu entschieden, den zweiten Teil der Definition nicht aufzunehmen, weil nicht immer hinreichend genau die Ursache eines Sturzes feststeht, da Stürze häufig unbeobachtet stattfinden. Einen umfasseneren und plausibleren Definitionsansatz für Stürze im eigentlichen Sinne wählt die Deutsche Gesellschaft für Allgemeinmedizin und Familienmedizin e.V. in ihrer Leitlinie „Ältere Sturzpatienten". Demnach ist ein Sturz zu verstehen als „ein

---

[4]Peter Fuchs: Prävention – Zur Mythologie und Realität einer paradoxen Zuvorkommenheit, erscheint in: Saake, I./Vogd, W. (Hrsg.) Mythen der Medizin
[5] Deutsches Netzwerk für Qualitätsentwicklung in der Pflege (DNQP) 2005, S.12
[6] Deutsches Netzwerk für Qualitätsentwicklung in der Pflege (DNQP) 2005, S.12

unfreiwilliges, plötzliches, unkontrolliertes Herunterfallen oder - gleiten des Körpers auf eine tiefere Ebene aus dem Stehen, Sitzen oder Liegen. Als Sturz beziehungsweise beinahe Sturz ist auch zu verstehen, wenn ein solches Ereignis nur durch ungewöhnliche Umstände, die nicht im Patienten selbst begründet sind, verhindert wird, zum Beispiel durch das Auffangen durch eine andere Person."[7] Im klinischen Bereich wird in diesem Zusammenhang von einem „kontrollierten zu Boden gleiten" gesprochen, welches im Allgemeinen nicht als Sturz gewertet wird, jedoch als dieser gewertet werden sollte. Nun müsste man davon ausgehen, dass es scheinbar nicht eindeutig ist, wie ein Sturz definiert werden sollte. Im Hinblick auf die unterschiedlichen Definitionen, ist meiner Ansicht nach ausschlaggebend immer zum Wohle der Patient_innen zu handeln. Als Faustregel gilt: Lieber einmal zu viel einen Arzt zu Rate gezogen, als einmal zu wenig. Zu beachten ist, dass jeder Sturz schwerwiegende Folgen nach sich ziehen kann, auch wenn diese nicht zwangsläufig unmittelbar nach dem Ereignis in Erscheinung treten müssen.

2.3 Definition des Begriffes Risiko

Das Risiko wird im Allgemeinen als „Produkt aus Eintrittswahrscheinlichkeit eines unerwünschten Ereignisses und Schadensschwere als Konsequenz aus einem etwaigen Eintritt des Ereignis"[8] angesehen. Der Begriff des Risikos wird in verschiedenen wissenschaftlichen Disziplinen unterschiedlich definiert. Allen Definitionen gemeinsam ist die Beschreibung des Risikos als Ereignis mit möglicher negativer, eventuell auch mit positiver Auswirkung. Da nicht alle Einflussfaktoren bekannt sind, beziehungsweise vom Zufall abhängen, ist das Risiko mit einem Wagnis verbunden. Betrachtet werden sollte, in der vorliegenden Ausarbeitung, das Risiko als Ergebnis mit möglicher negativer Auswirkung, da ein Sturz nur einen positiven Aspekt aufweist, wenn bei der nachfolgenden Behandlung und der damit einhergehenden Diagnostik, Erkrankungen zu Tage kommen, welche aufgrund dieses Zufallsbefundes, möglicher Weise eine höhere Heilungschance bürgen.

---

[7] Deutsche Gesellschaft für Allgemeinmedizin und Familienmedizin e.V. 2004,S.7

[8] Krause, Lars / Borens, David: Das strategische Risikomanagement der ISO 31000, zweiteilig, ZRFG 4+5/2009

3 Sturzrisikofaktoren

Der nachfolgende Abschnitt beschäftigt sich speziell mit zwei großen Gruppen von Risikofaktoren. Die Erste bezieht sich auf die Einschränkungen aufgrund des fortgeschrittenen Alters und der damit unter Umständen zusammenhängenden Multimorbidität. Dies bezeichnet man als personenbezogene Risikofaktoren. Die Zweite beschäftigt sich mit medikamentenbezogenen Risikofaktoren. Hierzu zählen spezielle Gruppen von Medikamenten, welche aufgrund der Wirkungsweise oder möglicher Nebenwirkungen zu einem erhöhten Sturzrisiko führen, aber auch der Aspekt der Polypharmazie, welcher in Anbetracht der steigenden Lebenserwartung mehr und mehr an Bedeutung gewinnt.

3.1 Einschränkungen der kognitiven Fähigkeiten

Menschen mit Gedächtnis- und Aufmerksamkeitsstörungen, welche in erster Linie bei demenziellen Erkrankungen auftreten, sind im besonderen Maße sturzgefährdet. Sollte es zu einem stationären Aufenthalt kommen, werden die Betroffenen vor ganz besondere Herausforderungen gestellt. Es können unter anderen folgende Probleme auftreten, welche die Erkrankten nur bedingt selbstständig oder zum Teil nicht ohne fremde Hilfe bewältigen können. Hierzu könnten zählen, dass Patient_innen ihre Zimmer nicht wiederfinden, dass ungenügende Lichtverhältnisse vorhanden sind, dass Betroffene ein Zimmer mit vier oder fünf Personen teilen müssen. Nicht selten kommt es vor, dass Patient_innen in sogenannten Flurbetten die Nacht beziehungsweise Tage verbringen, da keine freien Betten vorhanden sind. Nun kann es sein, dass dieser Umstand dazu führt, dass Situationen mehr oder minder verkannt werden und die Betroffenen komplett ihre Orientierung verlieren, was auch dadurch bedingt ist, dass kaum noch Bezugspersonen vorhanden sind. Aufgrund der stationären Überbelegung ist es bedauerlicherweise nicht einmal möglich jedem Erkrankten ein Bettalarmsystem zur Verfügung zu stellen, wodurch die Betroffenen, die auf den Fluren nächtigen, ein deutlich erhöhtes Sturzrisiko aufweisen. Die Überbelegung ist darauf zurück zu führen, dass es sich bei stationären gerontopsychiatrischen Abteilungen um Akutaufnahmebereiche handelt. Diese Bereiche sind zur Auf- und Übernahme verpflichtet. Eine Verlegung ist selten möglich, da es innerhalb der Einzugsgebiete nur ein geringes Angebot an diesen Spezialeinrichtungen gibt.

3.2 Beeinträchtigung sensomotorischer Funktionen

Als Sensomotorik bezeichnet man die Verknüpfung von sensorischen und motorischen Leistungen. Damit ist die Steuerung und Kontrolle der Bewegungen von Lebewesen in Verbindung mit Sinnesrückmeldungen gemeint. Die Wahrnehmung des Reizes durch Sinnesorgane und motorisches Verhalten stehen in direktem Zusammenhang, diese Prozesse verlaufen im Normalfall parallel. Demnach ist die Sensomotorik das Zusammenspiel der Sinnessysteme mit den motorischen Systemen. Das Krankheitsbild des Morbus Parkinson ist hierfür ein passendes Beispiel. Charakteristisch wäre in diesem Fall „der schlurfende Gang". Eine weitere Möglichkeit für eine beeinträchtigte sensomotorische Funktion findet sich bei Chorea Huntington, hier zeigen sich klassischer Weise unkontrollierte, ausladende Bewegungen, welche eine starke Sturzneigung nach sich ziehen.

3.3 Beeinträchtigte Sehfähigkeit

Als sehbeeinträchtigt gelten Personen, die trotz optimaler Korrektur eines Sehfehlers, zum Beispiel Kurzsichtigkeit, nur ein stark eingeschränktes Sehvermögen erreichen. Dies wird in der Literatur auch als „Low Vision" bezeichnet. Mittels spezieller optischer und elektronischer Sehhilfen, sogenannter „Vergrößernde Sehhilfen", gelingt es jedoch, diese Personen bis zu einem gewissen Maße alltagstauglich und „sehend" zu machen. Patient_innen in geschützten gerontopsychiatrischen Einrichtungen, vergessen unter Umständen zunehmend die Handhabung der Sehhilfen. Brillen werden in der häuslichen Umgebung vergessen oder im stationären Aufenthalt verlegt. Nicht selten befinden sich die Hilfsmittel in Blumenkästen, Toiletten oder in Zimmern anderer Patient_innen. Präventiv könnte man dies verhindern, indem mitgebrachte Hilfsmittel, wenn vorhanden, bei der Aufnahme beschriftet werden, um die Zuordnung zu vereinfachen.

3.4 Medikamentöse Therapie

Die meisten einer Demenz zugrunde liegenden Erkrankungen sind prozesshaft fortschreitend, nur für wenige gibt es zugelassene Medikamente, die jedoch die Krankheit weder beseitigen noch den Krankheitsverlauf beeinflussen können. Die bislang vor allem für die Morbus Alzheimer verfügbaren Medikamente beschränken sich auf die Behandlung der Symptome und können im Optimalfall eine zeitweise Stabilisierung der Denkleistung und Alltagskompetenz bewirken.

3.4.1 Sedativa

Ein Sedativum ist ein Arzneimittel, welches eine beruhigende beziehungsweise aktivitätsdämpfende Wirkung aufweist. Unerwünschte Nebenwirkungen sind zum Beispiel Konzentrations- und Aufmerksamkeitsstörungen, Kopfschmerzen, kardiale Entgleisungen und, seltener, Gedächtnislücken und psychische Störungen wie depressive Verstimmung und Fehlverhalten. Längerfristige Einnahmen können zu Konzentrationsstörungen, Leistungsminderung, Veränderung der Stimmung und Gleichgültigkeit führen. Aufgrund der dämpfenden Wirkung „taumeln" Patient_innen über die Stationsflure, da Betroffene, die mit dieser Arzneimittelgruppe therapiert werden, zur Sichtkontrolle auf den Fluren, unter Monitorüberwachen liegen sollten. Im Allgemeinen sind Personen, bei denen eine demenzassoziierte Diagnose in der Krankengeschichte vorliegt, nur noch bedingt absprachefähig. Das heißt, dass Erkrankte, auch nach mehrfachen Hinweisen das Bett möglichst nicht zu verlassen, einfach aufstehen und stürzen. Gerade Patient_innen, die neu eingestellt werden sind in erster Linie kardial instabil. Eine Vielzahl der Betroffenen klagt über Schwindel und „Schwarzsehen". In dieser Phase kommt es aufgrund der Symptomatik vermehrt zu Stürzen. Demnach ist es für Pflegekräfte obligat sich mit den Nebenwirkungen dieser Arzneimittelgruppe expliziet auseinander zu setzten.

3.4.2 Benzodiazepine

Benzodiazepine finden in der Medizin Verwendung als angstlösende, zentral muskelrelaxierende, sedierend und hypnotisch wirkende Arzneistoffe, sogenannte Tranquilizer. Manche Benzodiazepine zeigen auch antikonvulsive Eigenschaften und dienen als Antiepileptika. Die Sensibilität älterer Menschen gegenüber der Wirkung von Benzodiazepinen ist deutlich erhöht, das heißt erhöhte Empfindlichkeit für erwünschte und unerwünschte Wirkungen. Sie wirken sich bei Menschen, in höherem Lebensalter, in gleicher Weise wie chronisch degenerative Erkrankungen aus. Merkmale hierfür sind Trittunsicherheit, erhöhte Sturzgefahr und Beeinträchtigung der Kognition bis hin zu Beeinträchtigungen auf die Aktivitäten des täglichen Lebens. Wichtig zu wissen, ist dass diese Medikamentengruppe auch gleichzeitig die Herzeigenleistung herabsetzt. Es kommt zu ähnlichen Symptomen, wie bei dem Einsatz von Sedativa. Auch hier sollte, gerade in Akutphasen, der Erkrankte via Monitor überwacht werden. Akutphase heißt in diesem Zusammenhang, dass sich Betroffene massiv fremd- beziehungsweise eigengefährdet zeigen. Beispielsweise kommt es in diesem Zusammenhang zu Übergriffen gegenüber dem Pflegepersonal oder anderen Patient_innen.

3.4.3 Neuroleptika

Neuroleptika sind ein Sammelbegriff für eine Gruppe von „Nervendämpfungsmitteln", die beruhigend wirken und häufig bei wahnhaftem Erleben oder Halluzinationen eingesetzt werden. Es kann vorkommen, dass die nicht kognitiven Symptome die kognitiven Symptome verstärken, zum Beispiel kann eine Depression die Gedächtnisleistung negativ beeinflussen. So ist es durchaus möglich, dass sich durch die Behandlung der Depression auch die kognitive Leistung verbessert. Bei dieser Medikamentengruppe ist zu beachten, dass sie langsam „eingeschlichen" wird und dass das Medikament nicht abrupt abgesetzt werden darf, um Komplikationen, wie zum Beispiel Entzugserscheinungen, zu vermeiden, um den Therapieerfolg nicht zu gefährden. Aufgrund der meist optischen Halluzinationen, welche im Zusammenhang mit der Einnahme dieser Medikamentengruppe auftreten können, kommt es dazu, dass Betroffene gegen Fenster und Türen laufen und stürzen.

3.4.4   Nicht-steroidale Entzündungshemmer (NSAR)

Als nicht-steroidale Antirheumatika bezeichnet man entzündungshemmende Medikamente, die sich nicht von Sterinen ableiten und über eine Hemmung der Cyclooxygenase wirken. Die gesetzlichen Krankenversicherungen wenden jährlich fast „125 Millionen Euro für die Behandlung gastrointestinaler Nebenwirkungen der NSAR auf. 1100 bis 2200 Menschen sterben in Deutschland jährlich an gastrointestinalen Komplikationen."[9] Die Dunkelziffer dürfte deutlich höher liegen. Während das Coxib Rofecoxib® 2004 aufgrund eines erhöhten Herzinfarktrisikos vom Markt genommen wurde, sind Ibuprofen® und Diclofenac® immer noch erhältlich und weit verbreitet, obwohl laut einer neuen Studie ein ähnlich hohes Risiko besteht. Im Unterschied zu Rofecoxib® kommt es jedoch nur bei der Langzeitanwendung zu einem erhöhten Risiko. In einer Medwatch-Warnmeldung vom 9. Juli 2015 warnt die FDA erneut vor möglichen Herzinfarkten und Schlaganfällen bei der Anwendung nichtsteroidaler Antirheumatika. Als Medwatch bezeichnet man das interne Meldesystem der FDA. Die amerikanische Food and Drug Administration, FDA, ins Deutsche übersetzt: „Nahrungs- und Medizinverwaltung", ist die behördliche Lebensmittelüberwachungs- und Arzneimittelzulassungsbehörde der

---

[9] „Reduziert den Schmerz, schont die Organe", Der Allgemeinarzt 9/2007, S. 39

Vereinigten Staaten von Amerika. Als solche ist sie als Behörde dem amerikanischen Gesundheitsministerium unterstellt.

3.4.5 Antihypertensiva

In der Standardtherapie werden insgesamt fünf Substanzgruppen verwendet, die unterschiedliche Wirkmechanismen besitzen. Zu diesen Gruppen zählen: Diuretika, Beta-Blocker, ACE-Hemmer, Angiotensin-II-Antagonisten und Kalzium-Antagonisten. Gemeinsam ist diesen sogenannten Antihypertensiva, dass sie den Blutdruck effektiv senken können. Unabhängig davon, welches Präparat oder welche Medikamenten-Kombination verschrieben werden, fühlen sich viele Patient_innen gerade zu Beginn einer Blutdruck-Therapie müde, leistungsschwach und abgeschlagen. Ihr Körper ist an einen hohen Blutdruck gewöhnt und muss sich erst auf niedrigere Werte einstellen. Ein Beispiel aus der klinischen Praxis zeigt, dass Demenzerkrankte nicht selten dann stürzen, wenn Diuretika zur falschen Tageszeit verabreicht werden. Dies wäre in diesem Zusammenhang nachts. Patient_innen gehen vermehrt auf die Toilette, finden den Lichtschalter nicht, urinieren anschließend auf den Fußboden und rutschen aus. Dieses Phänomen geschieht unter Umständen mehrmals die Nacht.

3.4.6 Polypharmazie

Unter Polypharmazie versteht man die Einnahme von mindestens vier verschiedenen Medikamenten zur selben Tageszeit. Die Wechselwirkungen sind ähnlich wie bei den oben beschriebenen Gruppen, können aber deutlich massiver ausfallen, je nachdem welche Gruppen kombiniert werden und wie hoch die Verträglichkeit des Einzelnen ist. Demnach kommt es vermehrt zu Sturzereignissen, wie bereits oben beschrieben.

4 Ausgewählte gerontopsychiatrische Krankheitsbilder

Im nachfolgenden Abschnitt wird nun ein kurzer Exkurs zu speziell ausgewählten gerontopsychiatrischen Erkrankungen ermöglicht. Dies geschieht der Vollständigkeit halber. Es handelt sich hierbei um sehr unterschiedliche Krankheitsbilder. Damit soll verdeutlicht werden, in welchem Ausmaß diese Erkrankungen auftreten können. Demenzielle Erkrankungen werden im Allgemeinen in zwei große Gruppen unterteilt. Die Erste ist die Kategorie der primären Demenzformen. Den größten Teil nimmt hier die Demenz vom Typ Alzheimer mit ca. 65 % ein, welche zu den neurodegenerativen

Erkrankungen zählt. Bei der zweiten Gruppe handelt es sich um sekundäre Demenzen. Dies sind mit anderen Erkrankungen gekoppelte Formen der Demenz. Ein Hauptvertreter dieser Gruppe ist das Wernicke-Korsakow-Syndrom. Während Patient_innen, welche an Morbus Alzheimer erkrankt sind, stürzen, weil die kognitiven Fähigkeiten stark eingeschränkt sind und sie deshalb gegen Wände oder Fenster laufen, auf den Boden urinieren und wegrutschen, stürzen Betroffene, die an Morbus Korsakow leiden, zum überwiegenden Teil, wenn sie sich in der Akutphase befinden. Dies bedeutet, dass in erster Linie mit Vitamin B1 infundiert werden. Aufgrund mangelnder Absprachefähigkeit verfangen sich die Erkrankten in dem Infusionssystem und stürzen aus dem Bett.

4.1 Demenz vom Typ Alzheimer

Im Jahr 1901 beschrieb der deutsche Psychiater und Neuropathologe Alois Alzheimer den ersten Fall der Krankheit, welche später als Alzheimer-Krankheit bekannt wurde. Die Patientin war eine 50 Jahre alte Frau namens Auguste Deter. Alois Alzheimer begleitete die Frau von der Aufnahme in die Frankfurter Nervenklinik bis zu ihrem Tode im Jahr 1906. Im deutschen Sprachraum werden die Begriffe Alzheimer und Demenz von Laien oftmals synonym verwendet, was aber nicht korrekt ist. Alzheimer, wie der Morbus Alzheimer beziehungsweise die Alzheimer-Demenz landläufig bezeichnet wird, ist lediglich eine, wenn auch die häufigste Form der Demenzen.

4.1.1 Definition

Als Morbus Alzheimer bezeichnet man eine auf einer multifaktoriellen Vererbung basierende, üblicherweise zwischen dem 50. und 60. Lebensjahr auftretende, progressive Atrophie des Cortexes cerebri.

4.1.2 Krankheitsverlauf

Der Verlauf der Alzheimer-Krankheit ist chronisch progredient und lässt sich grob in drei Stadien einteilen. Das Hauptsymptom des ersten Stadiums ist die Amnesie. Im Zweiten sind es Apraxie, sensorische Aphasie und Agnosie. Bettlägerigkeit, Apathie, Inappetenz, Inkontinenz und motorische Aphasie treten häufig erst im Endstadium auf. Jedes Stadium dauert circa drei Jahre lang an. Es handelt sich bei dieser Einteilung, wie oben bereits erwähnt, um eine grobe Gliederung. Manche Symptome beginnen früher oder treten gar nicht erst in Erscheinung. Dies ist von Mensch zu Mensch verschieden und in diversen Werken unterschiedlich beschrieben.

4.1.3 Besonderheiten

Im Verlauf des Krankheitsbildes wird der Schlaf-Wach-Zyklus bei vielen Patient_innen zunehmend unregelmäßig. Eine mögliche Ursache ist die Degeneration von Nervenzellen im Nucleus suprachiasmaticus des Hypothalamus, der als Taktgeber des zirkadianen Rhythmus fungiert, aber auch ein gestörter Aktivitätsablauf am Tag. Erwachen die Erkrankten nachts, sind sie oft noch stärker desorientiert und verängstigt als tagsüber, da Licht und ansprechbare Personen fehlen. Betroffene stehen beispielsweise nachts auf, irren durch das Krankenhaus, kleiden sich an, um auszugehen, rufen um Hilfe, oder wecken andere Patient_innen. Nächtlich gehen Erkrankte vermehrt auf die Toilette, urinieren auf den Fußboden, mitten auf die Stationsflure, oder in andere Zimmer. Deswegen kommt es in gerontopsychiatrischen Fachabteilungen unter anderem vermehrt zu Sturzereignissen. Es stürzen nicht nur die Verursacher rutschiger Verhältnisse, sondern auch ahnungslose Patient_innen. Für diese Episoden besteht üblicherweise am nächsten Tag eine Amnesie. Entsprechend ist die Schwelle zur Gabe sedierender und schlaffördernder Medikamente ausgesprochen niedrig.

4.2 Morbus Korsakow

Benannt wurde diese Erscheinung nach dem russischen Psychiater und Neurologen Sergei Korsakow (*1854–†1900). Er studierte Medizin an der Moskauer Universität. Nach seinem Examen im Jahre 1875 arbeitete er ab 1876 in einer Nervenklinik und hatte dabei ausgiebig Gelegenheit, die Auswirkungen des Alkoholismus zu beobachten. 1880 veröffentlichte er eine erste detaillierte Beschreibung einer vor allem bei Alkoholikern auftretenden Form der Amnesie. 1887 beschrieb er verschiedene Fälle von alkoholbedingter Polyneuritis mit ausgeprägten psychischen Syndromen.

4.2.1 Definition

Bei Morbus Korsakow handelt es sich um eine spezielle Form der Amnesie, welche sich in späterem Stadium in die Gruppe der chronischen Erkrankungen einordnen lässt und zur Kategorie der sekundären demenziellen Erkrankungen zählt. Im Unterschied zu anderen Formen, kann diese, unter Umständen, bereits im Kindesalter eintreten. Dies hängt von der Art und Schwere der Krankheit ab, die als auslösende Erkrankung fungiert.

4.2.2 Krankheitsverlauf

Das Korsakow-Syndrom zählt zu den chronischen Erkrankungen, die in den meisten Fällen nicht vollständig reversibel sind. Nach der Gabe von Vitamin B1 verbessert sich der Allgemeinzustand bei circa einem von sieben Patient_innen deutlich. Das heißt Patient_innen zeigen sich absprachefähiger und sind stand- und gangsicher im Vergleich zur Aufnahmesituation. Wichtig für die Prognose ist, ob die zugrundeliegenden Erkrankungen wie Alkoholabhängigkeit oder Essstörungen dauerhaft überwunden werden können. Hier wäre es in erster Linie ratsam sich in psychologische beziehungsweise therapeutische Behandlung zu begeben, um eine dauerhaft stabile psychische Belastbarkeit zu erlangen. Dieser Schritt könnte dazu führen, dass eine mögliche Rückfallgefahr deutlich gesenkt wird. Viele Menschen mit einem Korsakow-Syndrom sind in ihren Fähigkeiten so stark beeinträchtigt, dass ein selbstständiges Leben ohne Hilfe nicht mehr möglich ist.

4.2.3 Besonderheiten

Die Besonderheiten bei diesem Krankheitsbild betreffen im Allgemeinen nicht zwangsläufig den Schlaf-Wach-Zyklus. Hier spielen eher der Verlust der kognitiven Fähigkeiten und die Aufnahmesituation, im Grunde der akute Zustand, eine entscheidende Rolle. Betroffene mit diesem Krankheitsbild neigen dazu Gesagtes und Gezeigtes binnen von wenigen Minuten zu vergessen. Dies führt zu einem deutlich desorientierten Verhalten und somit zu einem erhöhten Sturzpotential. Die Symptomatik ist in diesem Fall ähnlich, wie bei Patient_innen, welche an Morbus Alzheimer erkrankt sind.

5 Phasenmodell der Bettlägerigkeit nach Angelika Zegelin

Die denkbar ungünstigste Situation nach einem Sturz ist die Bettlägerigkeit, welche wenn keine Maßnahmen, wie zum Beispiel Krankengymnastik und Mobilisation, getroffen werden, ein dauerhaft anhaltender Zustand bleiben kann. Dies gilt es zu verhindern. Der Prozess bettlägerig zu werden wurde von der Pflegewissenschaftlerin Angelika Zegelin im Rahmen der Studie „Festgenagelt sein"[10] untersucht gleichzeitig wurde ein Phasenmodell der Bettlägerigkeit entwickelt. Dieses Modell wurde in fünf Phasen unterteilt. Die erste Phase, ist die Phase der „Instabilität". Gekennzeichnet wird sie durch die Beschränkung auf die eigene Wohnung, ein zunehmendes Angstgefühl, ein hohes Maß an Vorsicht und ein

---

[10] Zegelin, A. (2013): Festgenagelt sein. Der Prozess des Bettlägerigwerdens. Hans Huber Verlag, Bern

fortgeschrittenes Angewiesensein auf Hilfestellung. In der nächsten Phase steht ein „Ereignis" beziehungsweise ein auslösender Moment im Vordergrund. Dies kann zum Beispiel ein Sturzereignis oder ein Krankenhausaufenthalt sein. Bis zu dieser Phase können Angehörige aus sämtlichen Gesundheitsberufen, aber auch Verwandte und Bekannte präventiv handeln. Ansätze zur Prävention werden in Kapitel sechs aufgegriffen und näher erläutert. Die dritte Phase wird als „Immobilität im Raum" bezeichnet. Betroffene sitzen hier lange Zeit an einem Ort. Es fällt Ihnen zunehmend schwer zwischen Rollstuhl und Sessel zu wechseln. Charakteristisch ist das Personen diesem Stadium tagsüber die meiste Zeit liegend im Bett verbringen. Der Ortswechsel kann jedoch mit Hilfsmitteln selbstständig durchgeführt werden. Die nächst höhere Einteilung ist die Phase der „Ortsfixierung". Hier sind die Betroffenen nicht mehr in der Lage einen selbstständigen Wechsel zwischen Sessel oder Rollstuhl vorzunehmen. Die Hilfestellung beim Transfer ist in diesem Fall obligat. Die Letzte ist die der „Bettlägerigkeit". Hier kommt es zu einem Liegen rund um die Uhr. Die Betroffenen stehen nicht mehr auf, und selbst die Ausscheidung erfolgt im Bett.

6 Interventionen zur Sturzprävention

In diesem Abschnitt werden mögliche Interventionen zur Sturzprävention dargestellt und erklärt. Beginnen soll dies mit der Aufnahme der Patient_innen in ein Akutkrankenhaus. Hierbei sollten sich Angehörige sämtlicher Gesundheitsberufe folgende Fragen stellen:

(1)   Benutzt der Betroffene Seh- oder Gehhilfen? Falls ja, sind diese gekennzeichnet?

(2)   Verfügt der Erkrankte über ausreichend festes Schuhwerk? Ist das Schuhwerk dem Wetter angepasst? Ist die richtige Größe vorhanden?

(3)   Haben Patient_innen im Vorfeld starke Schmerzen? Hier ist die Lokalisation in erster Linie nebensächlich. In diesem Zusammenhang ist es wichtig zu wissen, dass bei massiven Schmerzen der Blutdruck, sowie die Herzfrequenz ansteigen können. Dies führt dazu, dass Patient_innen Schwindel entwickeln und aufgrund dessen stürzen.

(4)   Welche Medikamente werden eingenommen? Gehören diese zu den oben genannten Medikamentengruppen? Welche Medikamente wurden neu ab-/um- oder angesetzt? Werden Medikamente regelmäßig eingenommen oder verweigert?

Sind spezielle Tageszeiten für die Einnahme von Medikamenten bekannt? Hier wird auf die beispielsweise falsche Applikation von Diuretika hingewiesen.

(5)   Wie ist das Ess- und Trinkverhalten des Betroffenen? Wie ist der Hautzustand bei Aufnahme? Sollten Patient_innen lange Zeit nicht gegessen haben, sinkt der Blutzuckerspiegel, was unter Umständen zu Stürzen führen kann.

(6)   Welche Krankheitsbilder sind bekannt? Liegt eine demenzassoziierte Diagnose vor? Wenn ja, in wieweit sind Hinlauftendenzen bekannt? In welchem Stadium befindet sich der Betroffene?

(7)   Wie ist die Lebenssituation des Erkrankten? In welcher Etage wohnt der Betroffene? Ist ein Fahrstuhl beziehungsweise Lift vorhanden? Ist die Person selbstständig lebensfähig?

(8)   Besteht nachstationärer Handlungsbedarf? Wurde eine Sozialstation in Betracht gezogen?

(9)   Traten Stürze in der Vergangenheit auf? Wenn ja, sind diese bekannt?

(10)   War der Betroffene schon einmal, in der Vergangenheit, auf einer geschützten Station untergebracht? Patient_innen zeigen unter Umständen bei Erstaufenthalt ein komplett anderes Verhalten. Im Allgemeinen hoch agitierte Tendenzen. Durch diesen Zustand entwickelt sich ein „Tunnelblick". Aufgrund dieser Tatsachen laufen Betroffene gegen Türen und Wände. Es wird nur ein beschränkter Anteil der Umgebung wahrgenommen.

Diese zehn Leitfragen sind der erste Weg im Hinblick auf eine adäquate Sturzprävention. Je mehr man über Patient_innen, als ganzheitliches Individuum weiß, desto früher lassen sich Risikofaktoren erkennen und daraus die entsprechenden Interventionen individuell ableiten. Nachfolgend werden Maßnahmen angeboten, welche in der Klinik einen hohen Stellenwert besitzen. Wichtig ist hier die Anpassung des Umfeldes. Sind zum Beispiel umgebungsbedingte Sturzgefahren beseitigt, beziehungsweise gekennzeichnet, ist für geeignete Beleuchtungsverhältnisse gesorgt, sind Hindernisse und Stolperfallen beseitigt, wurden Warnschilder nach dem Wischen aufgestellt, gibt es Haltegriffe in Bad, Toilette und Flur und vor allem wurden geeignete Hilfsmittel bereitstellt, beispielsweise Toilettenerhöhungen. Letztlich ist es von größter Wichtigkeit elektronische Bettalarmsysteme einzurichten. Dies sind Maßnahmen, die im Vorfeld beachtet werden müssen. Sturzprävention wird ebenfalls bei der allgemeinen Körperpflege durchgeführt, in diesem Fall erhalten Angst- Patient_innen, ein hohes Maß an Sicherheit, in dem sich die Pflegekraft so an das Bett stellt, das der Erkrankte nicht aus dem Bett stürzen kann, wodurch das Vertrauensverhältnis gefestigt wird. Die Pflegekraft sollte möglichst einen festen Stand besitzen und seitlich zum Betroffenen stehen. In der Praxis sind aber auch Hilfsmittel wie Protektorhosen, welche allerdings nicht von jeder Krankenkasse bezahlt werden, Stopper- beziehungsweise Antirutschsocken oder spezielle Matratzensysteme gängig. Hier gibt es recht unterschiedliche Varianten beispielsweise rutschsichere Matratzen, welche vor das Patientenbett gelegt werden können. In Verbindung mit Niederfloorbetten beziehungsweise Fallschutzbetten, ist dies eine gute Maßnahme, um Patient_innen, die bereits über eine Sturzneigung verfügen, abzufangen. Eine weitere Möglichkeit bieten speziell integrierte Alarmsysteme in den Matratzen, sogenannte Sensormatten, welche bei ungewöhnlichen Bewegungsmustern, umgehend anschlagen.

7 Freiheitsentziehende Maßnahmen (FEM) als letztes Mittel der Wahl

Das Grundgesetz für die Bundesrepublik Deutschland garantiert allen Menschen persönliche Freiheitsrechte. Einschränkungen bedürfen einer gesetzlichen Grundlage. Schwerwiegende Eingriffe müssen im Gesetz selbst vorgesehen werden. Auch aus sozialer Fürsorgepflicht vorgenommene Fixierungen und Ähnliches gegen den Willen des Betroffenen bleiben grundsätzlich immer Straftaten. Soziale Betreuung und Pflege darf nicht dazu dienen, Grundrechte deshalb zu beschränken, um den Bürgern „eine Besserung von oben"[11] zukommen zu lassen. Bei der Fixierung ist nur das Mittel angemessen, das die Bewegungsfreiheit des Betroffenen am wenigsten einschränkt, aber den Zweck der freiheitsentziehenden Maßnahme in vollem Umfang erfüllt. Hierbei gilt im Allgemeinen nachfolgender Grundsatz. Es ist obligat, dass die Maßnahme angemessen ist. Ein milderes Mittel war zu diesem akuten Zeitpunkt des Geschehens nicht möglich. Die freiheitsentziehende Maßnahme wurde so kurz wie nötig gestaltet und nicht unnötig verlängert. Zur Minimierung von Stürzen und den daraus resultierenden Folgeschäden verwendet man spezielle Sturzprophylaxesysteme, die es Patient_innen ermöglicht, sich

---

[11] BVerfGE 22; 180, 219

selbstständig lagern zu können. Man sollte nur darauf achten, dass diese Systeme, je nach Hersteller, mit zwei zusätzlichen Bettgittern versehen werden müssen, um die Gefahr einer Strangulation auf ein Minimum zu reduzieren.

8 Direkte Maßnahmen nach einem Sturzereignis

Die gestürzte Person wird mit ihrem Namen angesprochen und beruhigt. Bei Herz- und Atemstillstand muss umgehend mit einer kardio-pulmonale Reanimation begonnen werden. Wichtig ist es möglichst zeitnah einen Arzt zu konsultieren. Die Pflegekraft prüft, ob der Betroffene bei Bewusstsein ist. Bei Bewusstlosigkeit wird die Person in eine stabile Seitenlage gebracht und es wird gegebenenfalls eine Wolldecke gegen die Auskühlung verwendet. Die Pflegekraft überprüft die Herzfrequenz, den Blutdruck und die Sauerstoffsättigung. Diese Daten dienen bei späteren Kontrollen als Vergleichswert. Bei Diabetikern wird der Blutzucker gemessen. Die Medizinalfachkraft kontrolliert, ob eine Gehirnerschütterung vorliegt. Anzeichen dafür sind: Übelkeit oder Erbrechen, Erinnerungslücken, insbesondere zum Sturzhergang, Änderung der Pupillenweite, Kopfschmerzen und Schwindel. Die Aussagekraft der Symptome ist begrenzt. Leicht werden Ursache und Wirkung verwechselt. Es ist wichtig, Patient_innen nach den Geschehnissen direkt vor dem Sturz zu befragen, soweit dieses möglich ist. Anschließend ist zu prüfen, ob die Person beim Ereignis seine Brille oder sein Hörgerät verloren hat. Die Pflegefachkraft befragt den Betroffenen nach Schmerzen. Dabei rechnet sie stets damit, dass Schmerzen durch den Schock eventuell unterdrückt werden. Wichtig ist die Prüfung auf äußerliche Verletzungen. Es werden auch Bereiche inspiziert, die durch Kleidung verdeckt sind. Insbesondere wird die Hose geöffnet, um die Knie, Unter- und Oberschenkel in Augenschein zu nehmen. Bei Schmerzfreiheit: Alle vier Extremitäten werden vorsichtig durch bewegt, um Frakturen ausschließen zu können. Nun wird die Person aufgefordert, sich auf den Bauch zu drehen. Danach hilft die Pflegekraft den Betroffenen dabei, in den Vierfüßlerstand zu kommen. Wenn Patient_innen über Schmerzen klagen, sich nicht bewegen können, in unnormaler Lage am Boden liegen oder unfreiwillig Harn verlieren, gehen wir in erster Linie von einer Fraktur aus. Dieses geschieht ebenfalls bei einem hörbaren Knirschen der Gelenke. Bagatellverletzungen, also etwa Abschürfungen, werden fachgerecht versorgt. Wenn die Beweglichkeit des Gelenks gegeben ist und keine weiteren Verletzungen zu befürchten sind, wird der Betroffene mobilisiert und wenn möglich zu Bett geleitet. Falls offene Wunden vorhanden sind, werden diese steril bedeckt und Blutungen mittels eines Druckverbandes gestoppt. Besondere Vorsicht ist geboten bei Personen, die Antikoagulanzien einnehmen. Hier besteht massive Blutungsgefahr.

9 Fazit

Pflegediagnosen bieten fachsprachliche Bezeichnung von Begriffen, die sprachliche Einheiten bilden mit denen sich menschliche Reaktionen auf aktuelle und vorhandene Gesundheitsprobleme beschreiben lassen. Diese Zusammenstellung der pflegediagnostischen Begriffe wird durch die North American Nursing Diagnosis Association, kurz NANDA, beschrieben. Die Aufzeichnung der Pflegediagnosen beschreibt den aktuellen Wissensstand pflegerisch erkennbar, benennbar und behandelbar. „Eine Pflegediagnose ist die klinische Beurteilung der Reaktion eines Individuums, einer Familie oder einer Gemeinschaft auf aktuelle oder potentielle Gesundheitsprobleme / Lebensprozesse. Pflegediagnosen bilden die Grundlage für eine definitive Behandlung zur Erreichung von Ergebnissen, für welche die Pflegeperson verantwortlich ist."[12] „Eine Hoch-Risiko-Diagnose kann nicht durch Zeichen und Symptome belegt werden, da das Problem nicht aufgetreten ist und die Pflegemaßnahmen die Prävention bezwecken."[13] Auf Grund dieser Aussage ist es umso wichtiger, sich gezielt mit präventiven Maßnahmen auseinanderzusetzten. Dies bedeutet im Allgemeinen nach einem Sturz ist vor einem Sturz. Prophylaxen zum Themenbereich Sturz sind sehr vielseitig und von Klinikum zu Klinikum unterschiedlich. Obligat ist es demnach alle Mitarbeiter nach einem klaren Konzept zu schulen, um Stürzen weitestgehend vorzubeugen. Im Hinblick auf die oben aufgetretenen Fragen: „Wann ist ein Sturz ein Sturz und ist eigentlich jeder Sturz ein Sturz?", kann es im Grunde nur eine Antwort geben. Jedes Ereignis was zu einem Sturz führt, sollte auch als ein Sturz dokumentiert werden. Dies sollte auch geschehen, wenn die Patient_innen „kontrolliert zu Boden gleiten". Selbst wenn keine äußeren Schäden erkennbar sein sollten, könnte der Betroffene trotzdem traumatisiert werden und wohlmöglich sein Vertrauen in seine Helfer verlieren. In diesem Zusammenhang wird auf die oben abgebildete Grafik (a) verwiesen. Letztlich ist die Wahrnehmung von größter Bedeutung. Auch wenn eine demenzielle Erkrankung vorliegen sollte, ist es wichtig in erster Linie dem Betroffenen

---

[12] Birgitt Schröter und Jens Kreikenbaum Pflegeplanung leicht gemacht 3. Auflage, Urban & Fischer, 2013

[13] NANDA International; Pflegediagnosen: Definition & Klassifikation 2012-2014; T. Heather Herdman, PhD, RN

Glauben zu schenken. Man weiß nie in wie weit die kognitiven Fähigkeiten noch vorhanden sind. Häufig berichten Senioren, Angehörige oder der Pflegedienst in der Apotheke von Stürzen, die schwere Folgen haben können. „Etwa 30 Prozent der über 65-jährigen, selbstständig lebenden Personen stürzen mindestens einmal pro Jahr. In der Altersgruppe der 90- bis 99-Jährigen sind es 56 Prozent, also mehr als die Hälfte der Hochbetagten. Am häufigsten stürzen Senioren im Pflegeheim. Die jährliche Sturzquote von Personen in Heimen liegt deutlich über der von Menschen, die zu Hause leben. So passieren in Pflegeheimen jährlich etwa 1,5 Stürze pro Bewohner. Frauen sind häufiger betroffen als Männer. Etwa 10 bis 20 Prozent der Stürze erfordern eine medizinische Versorgung. 5 bis 10 Prozent der Patienten erleiden eine Fraktur; bei 1 bis 2 Prozent ist die Hüfte gebrochen. Die jährliche Rate neu auftretender Hüftfrakturen liegt in der Gruppe der institutionalisierten Personen zehnmal höher als bei selbstständig Lebenden (etwa 60 versus 6 hüftgelenksnahe Frakturen/1000 Personen)."[14] „Die jährlichen direkten Kosten von Hüftfrakturen, zum Beispiel durch Krankenhaus- und Rehabilitationsaufenthalte, betragen auf gesellschaftlicher Ebene etwa 2,8 Milliarden Euro. Die indirekten Kosten, zum Beispiel durch Pflegebedürftigkeit, liegen deutlich höher."[15]

---

[14] http://www.aps-ev.de/fileadmin/fuerRedakteur/PDFs/Handlungsempfehlungen/
AePiK/27_06_2013_APS_AG_AEPiK_Erlaeuterungen_Fakten_Sturz_praevetnion_.pdf
[15] Gillespie, WJ, et al., The Cochrane Musculoskeletal Injuries Group. Acta Orthop Scand Suppl 2002; 73 15-19.

10 Literaturverzeichnis

Jutta König: 100 Fehler bei Stürzen im Heim und was Sie dagegen tun können. Hannover, Schlütersche, 2008, ISBN 978-3-89993-465-6

Markus Mai: Das Sturzrisiko von Patienten im Krankenhaus. Verlag Dr. Hut, 2010. ISBN 978-3-86853-596-9

BVerfGE 22; 180, 219

„Reduziert den Schmerz, schont die Organe", Der Allgemeinarzt 9/2007, S. 39

Markus Mai: Analyse und Bewertung von Methoden und Instrumenten zur Sturzrisikoerhebung. Verlag DR. MÜLLER, 2008. ISBN 3-639-07328-2

Adriano Pierobon, Manfred Funk: Sturzprävention bei älteren Menschen. Thieme Verlag, Stuttgart; ISBN 978-3-13-143761-7

Rein Tideiksaar (Hrsg.): Stürze und Sturzprävention. Assessment - Prävention - Management. 2008, ISBN 3-456-83269-9

Zegelin, A. (2013): Festgenagelt sein. Der Prozess des Bettlägerigwerdens. Hans Huber Verlag, Bern

Isabella Windisch, Christoph Newiger: Stürze vermeiden. Aktiv bleiben. Noema Verlag, 2013. ISBN 978-3-9812781-3-2

lois Alzheimer: Über eine eigenartige Erkrankung der Hirnrinde. Vortrag (3. November) auf der Versammlung Südwestdeutscher Irrenärzte in Tübingen am 3. und 4. November 1906. Eigenbericht Alzheimers in Allg. Zeitschrift für Psychiatrie und psychisch-gerichtliche Medizin, 1907, S. 146–148.

Hans Förstl, Alexander Kurz, Tobias Hartmann: Alzheimer-Demenz. In: Hans Förstl (Hrsg.): Demenzen in Theorie und Praxis. 3. Auflage. Springer, Berlin u. a. 2011, ISBN 978-3-642-19794-9, S. 47–72.

Krause, Lars / Borens, David: Das strategische Risikomanagement der ISO 31000, zweiteilig, 2009

Kurt Jellinger (Hrsg.): Alzheimer – Meilensteine aus hundert Jahren wissenschaftlicher und klinischer Forschung. Akademische Verlagsgesellschaft AKA, Berlin 2006, ISBN 3-89838-077-7.

Cornelia Stolze: Vergiss Alzheimer! Die Wahrheit über eine Krankheit, die keine ist. Kiepenheuer & Witsch, Köln 2011, ISBN 3-462-04339-0.

A. Vein: Sergey Sergeevich Korsakov (1854-1900). In: Journal of neurology. Band 256, Nummer 10, Oktober 2009, S. 1782–1783, ISSN 1432-1459.

Mahoney JE.: Immobility and Falls. Clin Geriatr Med 1998; 14:699-726

Peter Fuchs: Prävention – Zur Mythologie und Realität einer paradoxen Zuvorkommenheit, erscheint in: Saake, I./Vogd, W. (Hrsg.) Mythen der Medizin

Deutsches Netzwerk für Qualitätsentwicklung in der Pflege (DNQP) 2005, S.12

Deutsche Gesellschaft für Allgemeinmedizin und Familienmedizin e.V. 2004,S.7

Cöster, A, et al., Inzidenz von Schenkelhalsfrakturen in der Bundesrepublik Deutschland im internationalen Vergleich. Soz Praventivmed 1994; 287-292.

Runge, M., Osteoporose - Zu spät erkannt, zu selten behandelt. Orthoprof 2005; 17-19.

Weyler, EJ, Gandjour, A, Sozioökonomische Bedeutung von Hüftfrakturen in Deutschland. Gesundheitswesen 2007; 601-606.

NANDA International; Pflegediagnosen: Definition & Klassifikation 2012-2014; T. Heather Herdman, PhD, RN

Internetquellen

www.geriatrie-hannover.de/upload/stuerze.pdf, Stand 10.01.16 10:30 Uhr

http://www.aps-ev.de/fileadmin/fuerRedakteur/PDFs/Handlungsempfehlungen/ AePiK/27_06_2013_APS_AG_AEPiK_Erlaeuterungen_Fakten_Sturz_praevetnion_.pdf Stand: 18.01.2016 17:45 Uhr

Abbildungsverzeichnis

(a) http://www.aps-ev.de/fileadmin/fuerRedakteur/PDFs/Handlungsempfehlungen/ AePiK/27_06_2013_APS_AG_AEPiK_Erlaeuterungen_Fakten_Sturz_praevetnion_.pdf